AF501277

MUSÉUM

D'ANATOMIE PATHOLOGIQUE

DE LA

FACULTÉ DE MÉDECINE DE PARIS,

OU

MUSÉE DUPUYTREN.

Publié au nom de la Faculté.

ATLAS.

PARIS.

BÉCHET JEUNE ET LABÉ, LIBRAIRES DE LA FACULTÉ DE MÉDECINE,

PLACE DE L'ÉCOLE-DE-MÉDECINE, 4.

1842

Paris. — Imprimerie et Fonderie de RIGNOUX, rue des Francs-Bourgeois-Saint-Michel, 8.

MUSÉE DUPUYTREN

Fractures des Vertèbres

Tome 1. Pl. I.

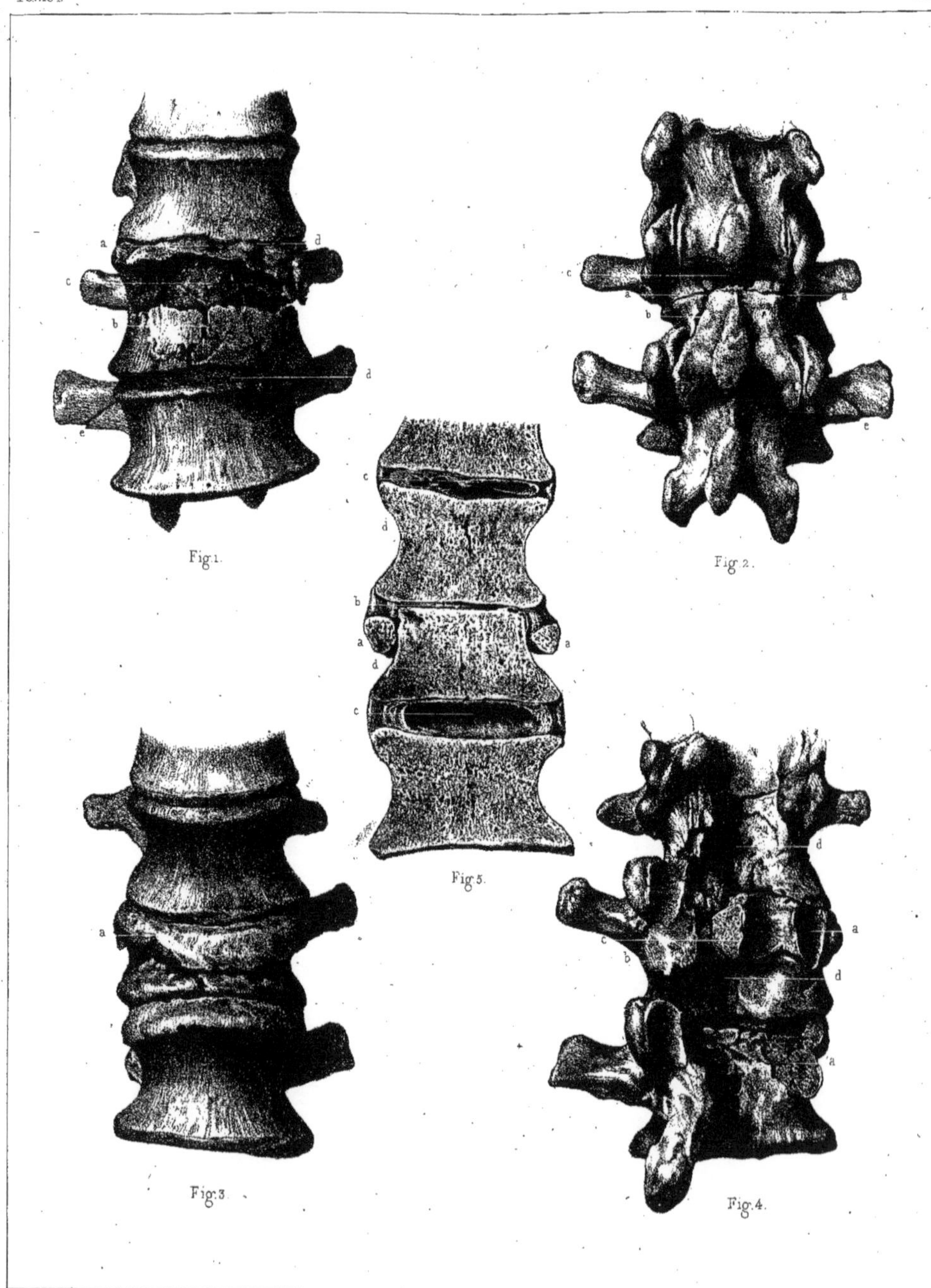

Fig. 1. Fig. 2. Fig. 5. Fig. 3. Fig. 4.

Dessiné d'après nature par Emile Beau.

Imp. de Fourquemin

MUSEE DUPUYTREN.

Fracture des Vertèbres et des Cartilages du sternum.

Pl. 2.

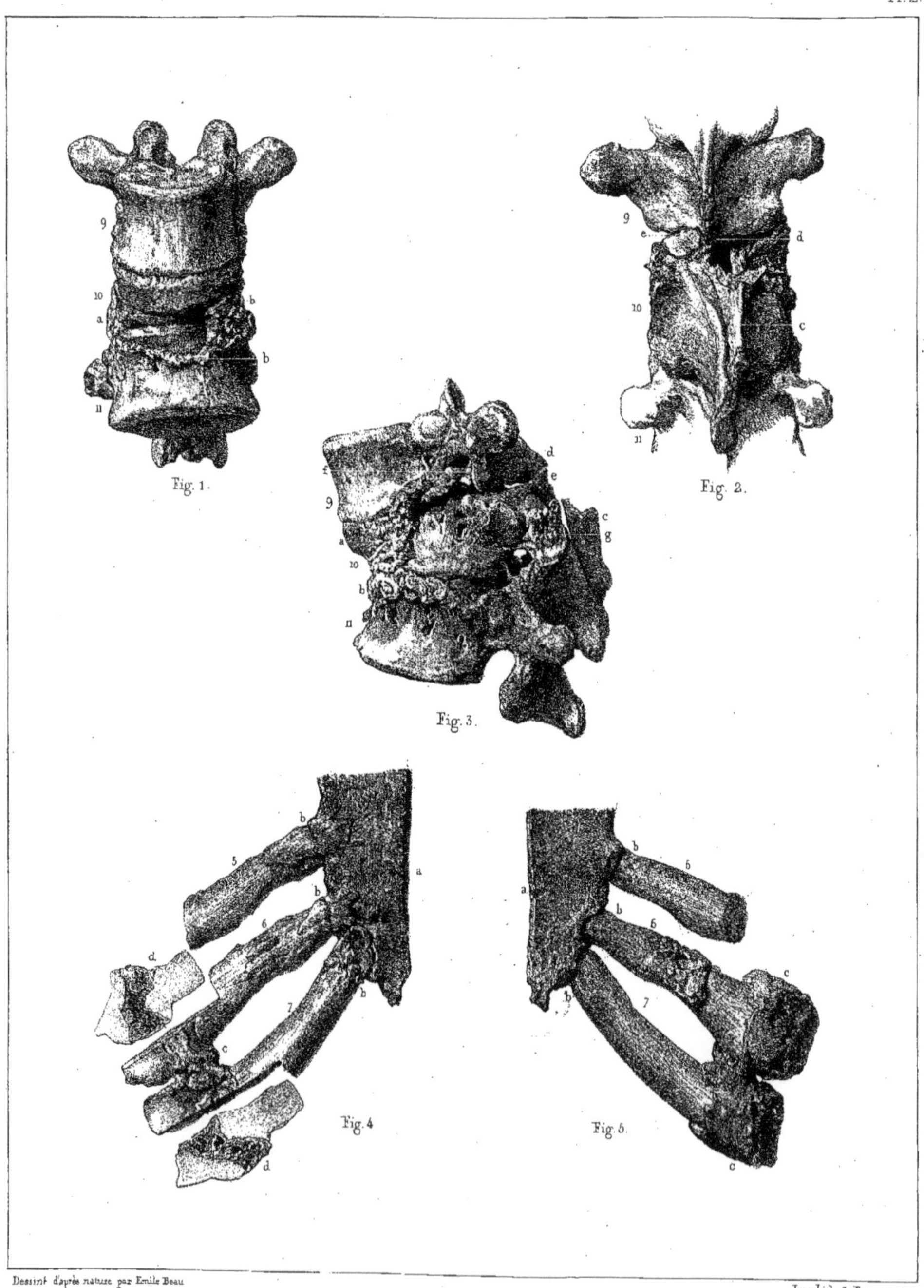

Fig. 1. Fig. 2. Fig. 3. Fig. 4 Fig. 5.

Dessiné d'après nature par Emile Beau

Imp. Lith. de Fourquemin.

MUSÉE DUPUYTREN.

Fractures du Bassin.

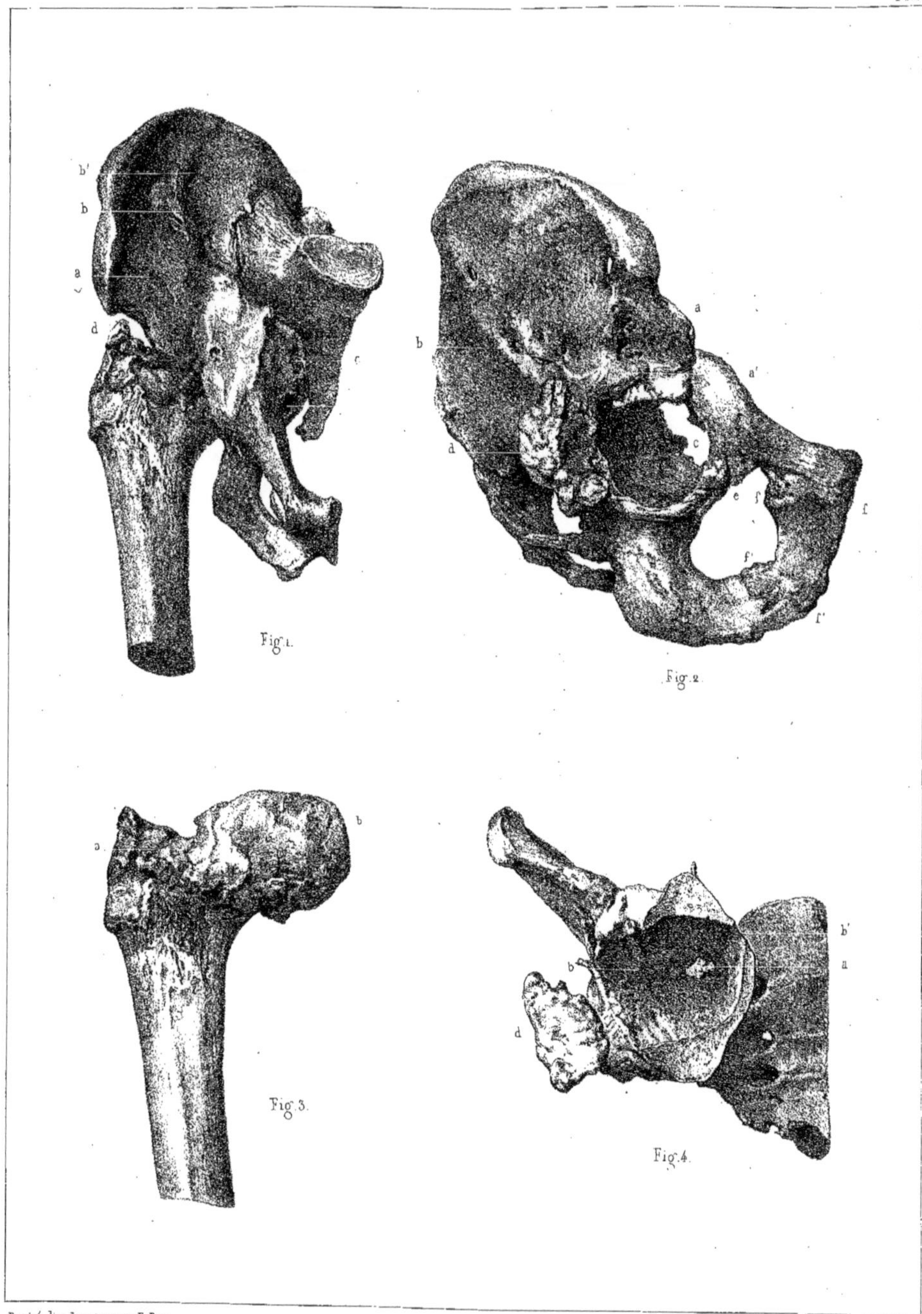

Fig. 1.

Fig. 2.

Fig. 3.

Fig. 4.

Dessiné d'après nature par E. Beau.

Imp. de Fourquemin.

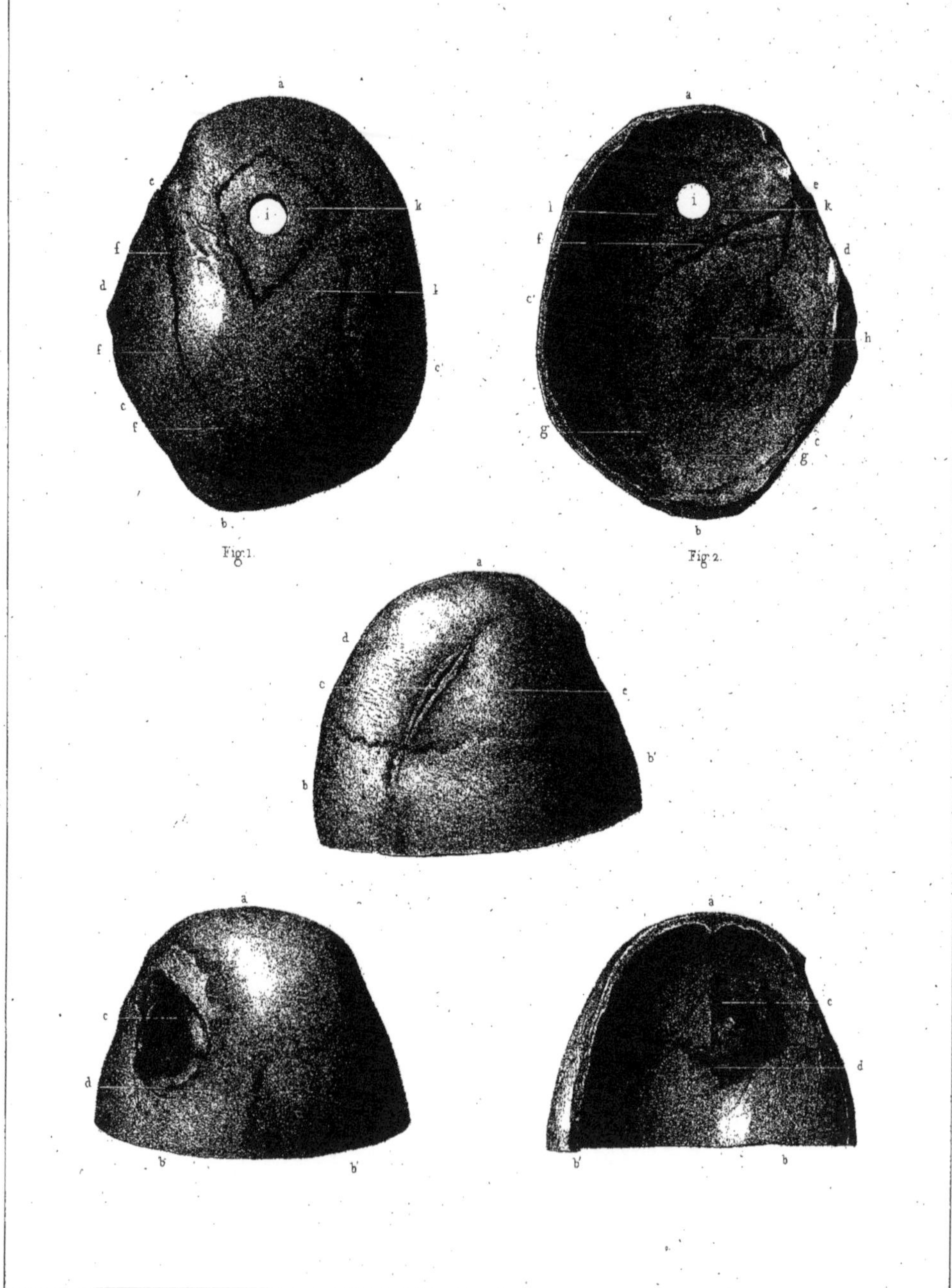

Fig. 1.

Fig. 2.

Dessiné d'après nature par Emile Beau.
Imp. de Fourquemin.

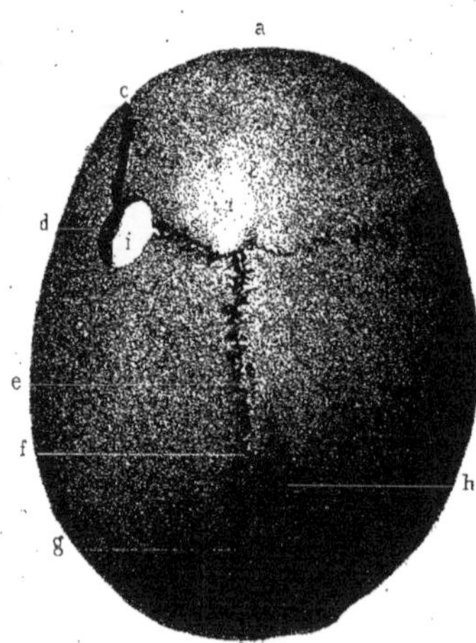

Fig. 1.

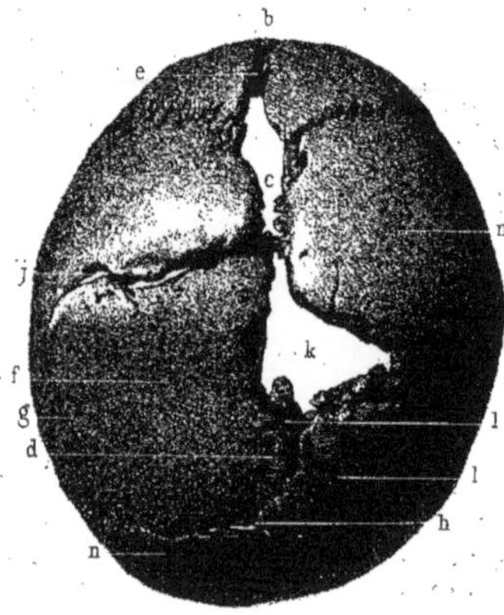

Fig. 2.

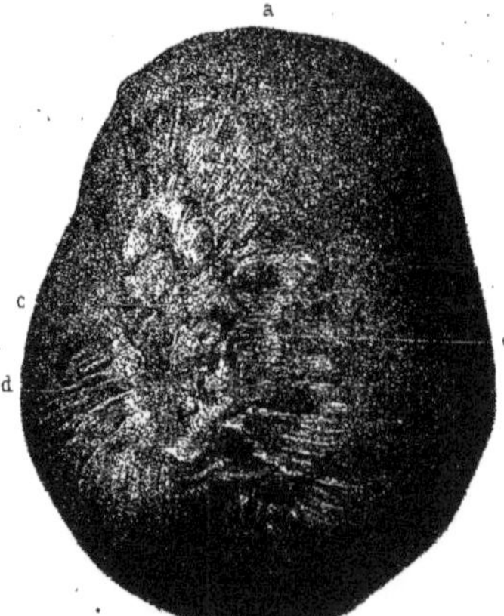

Fig. 3.

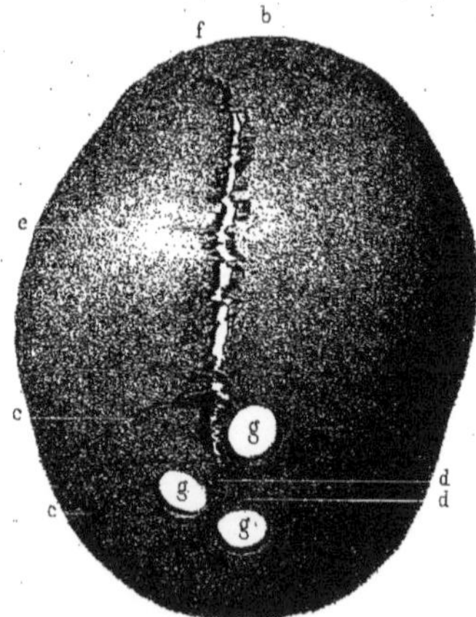

Fig. 4.

Dessiné d'après nature par Émile Beau. Imp. lith. d'Artus.

MUSÉE DUPUYTREN

Fractures du Membre supérieur.

Pl. 6.

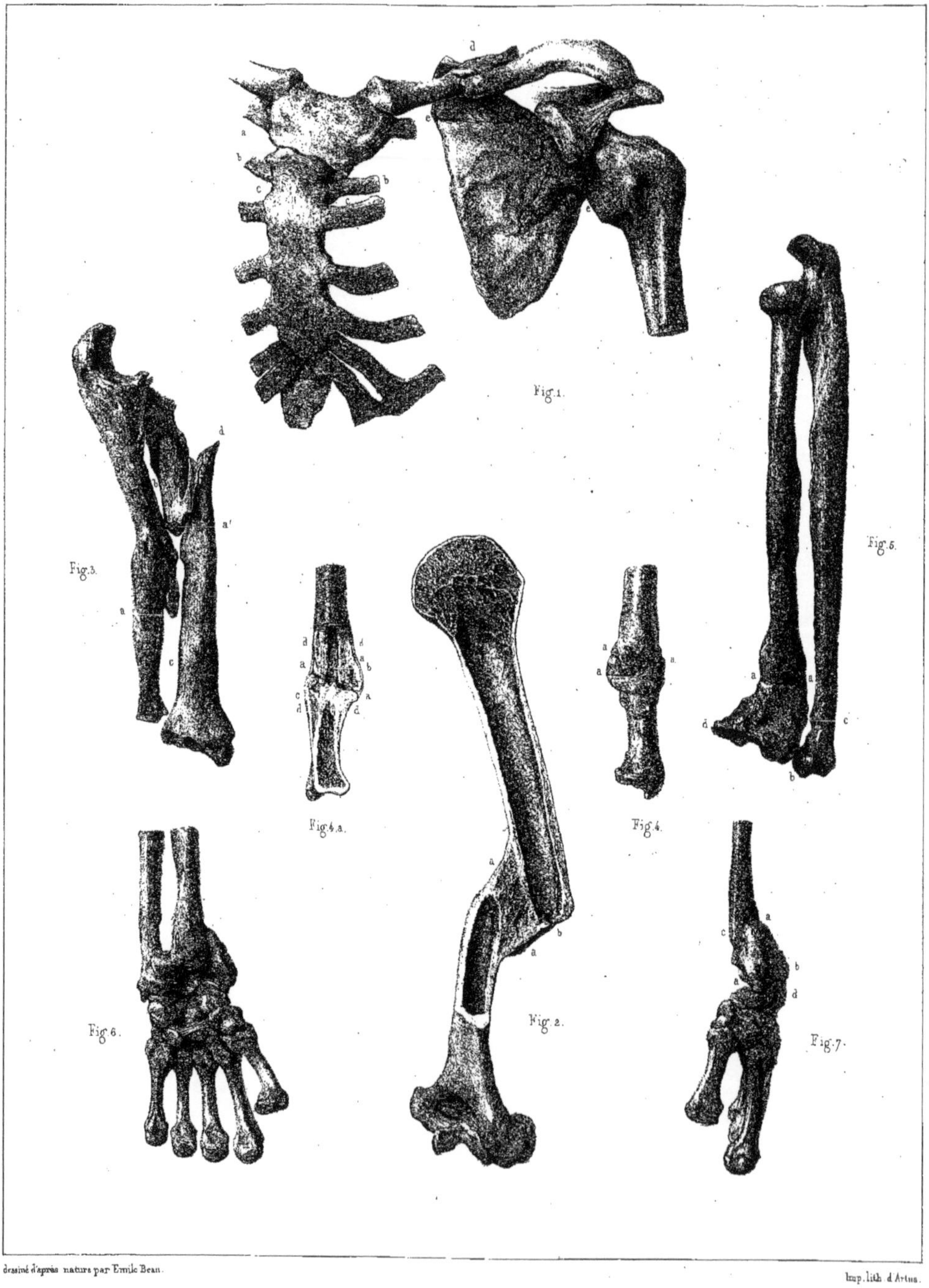

Fig. 1.

Fig. 3.

Fig. 5.

Fig. 4. a.

Fig. 2.

Fig. 4.

Fig. 6.

Fig. 7.

dessiné d'après nature par Emile Beau.

Imp. lith. d'Arnus.

MUSÉE DUPUYTREN.

Fractures du Fémur.

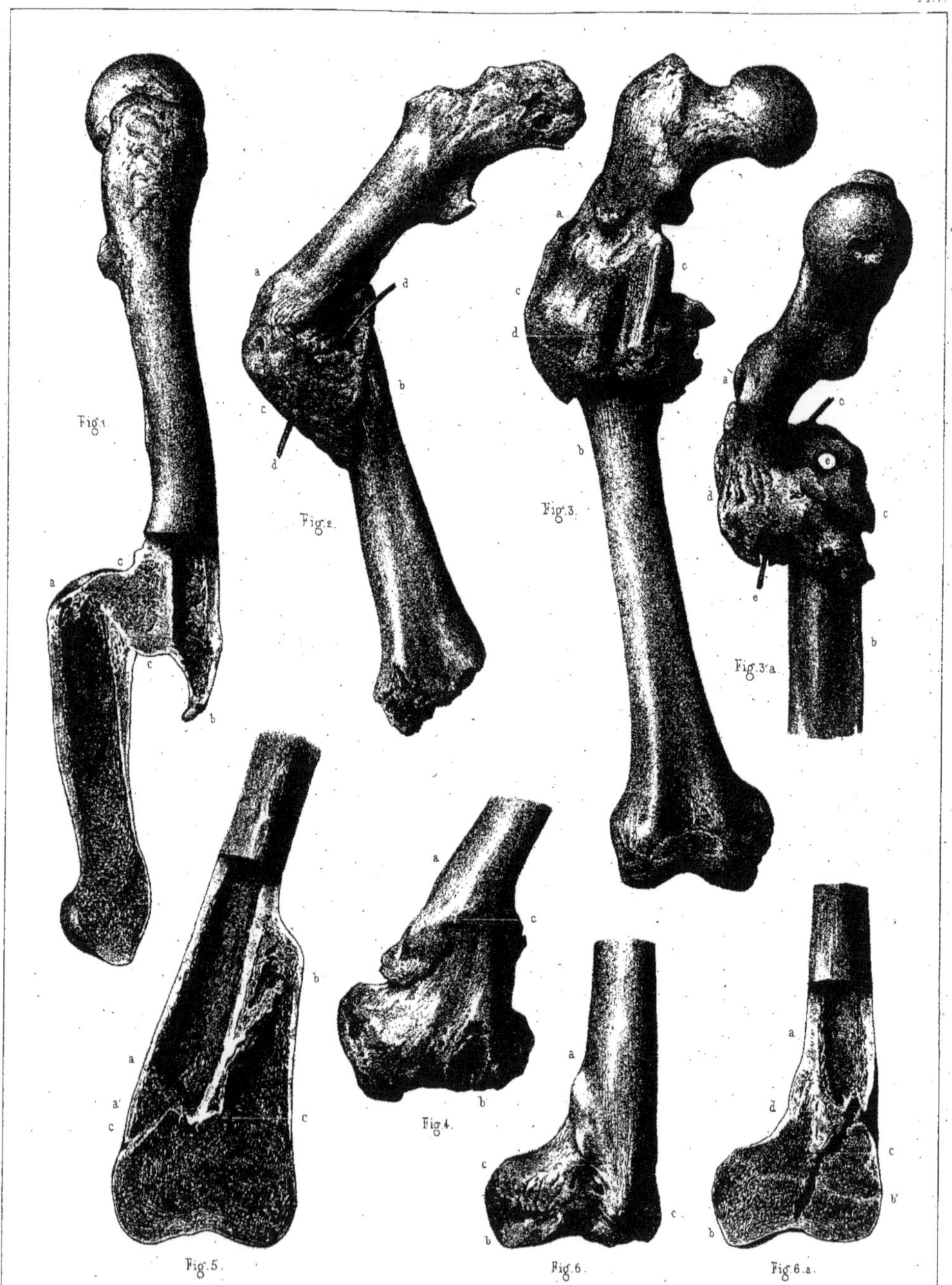

Dessiné d'après nature par Emile Beau. Imp. lith. d'Arths.

MUSÉE DUPUYTREN

Fractures du Col du fémur.

Pl. 8.

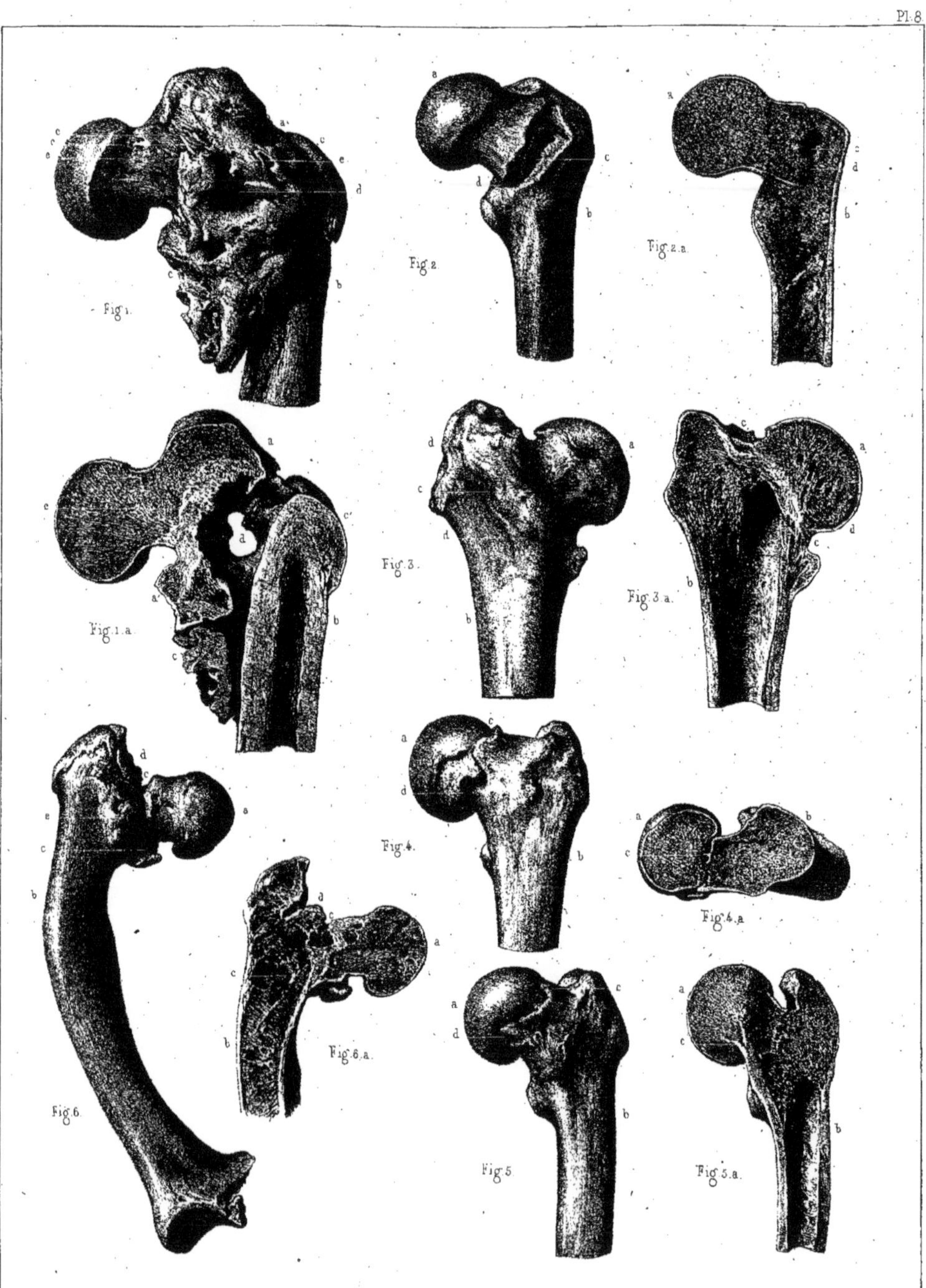

dessiné d'après nature par Émile Beau.

Imp. lith. d'Artus.

MUSÉE DUPUYTREN

Altération des os de l'Orbite.

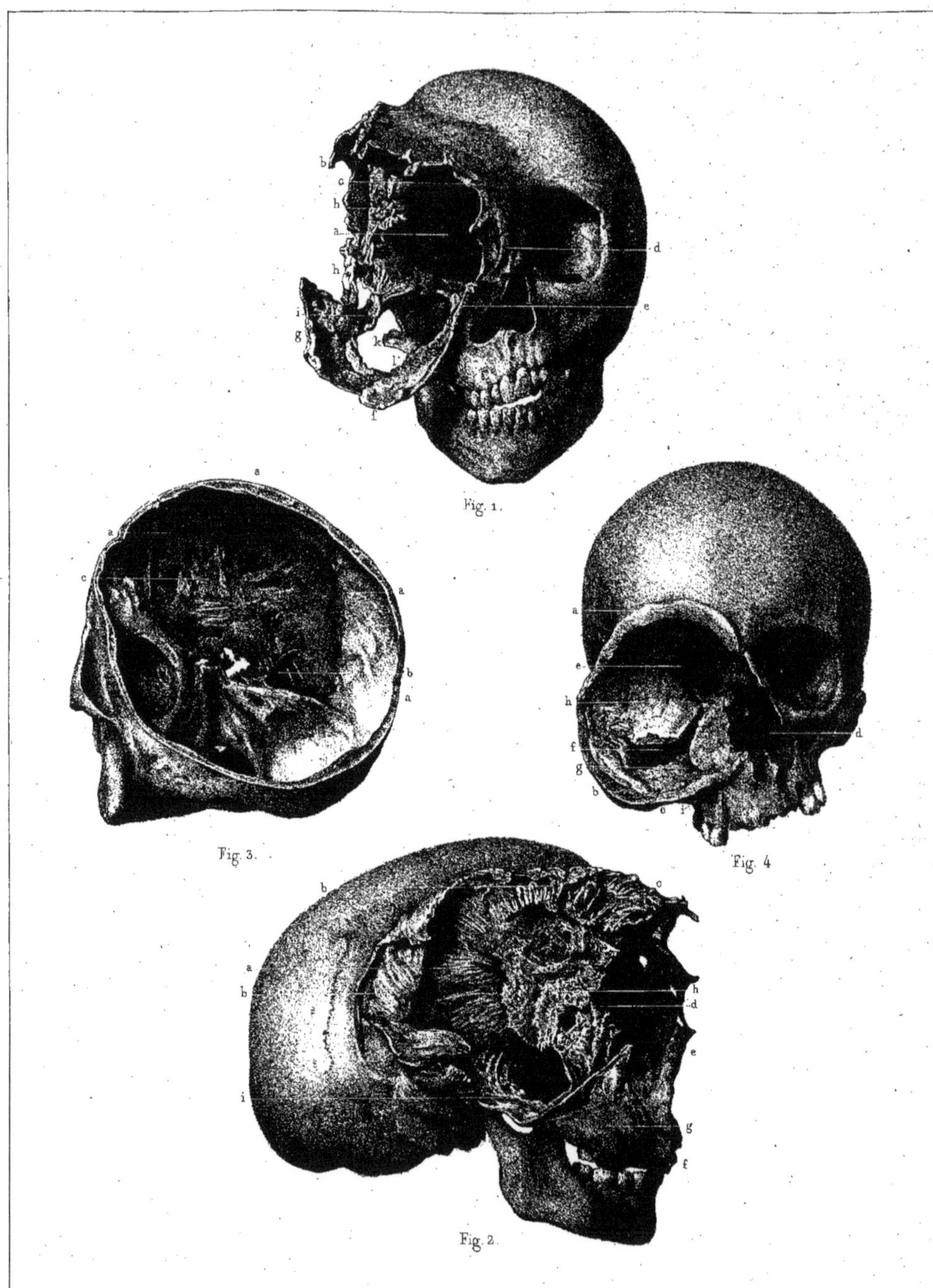

Fig. 1.

Fig. 3.

Fig. 4

Fig. 2.

Dessiné d'après nature par Emile Beau

Imp. Lith. de Fourquemin

MUSÉE DUPUYTREN.

Altération des Os de la Face et du Crâne.

Pl. 10.

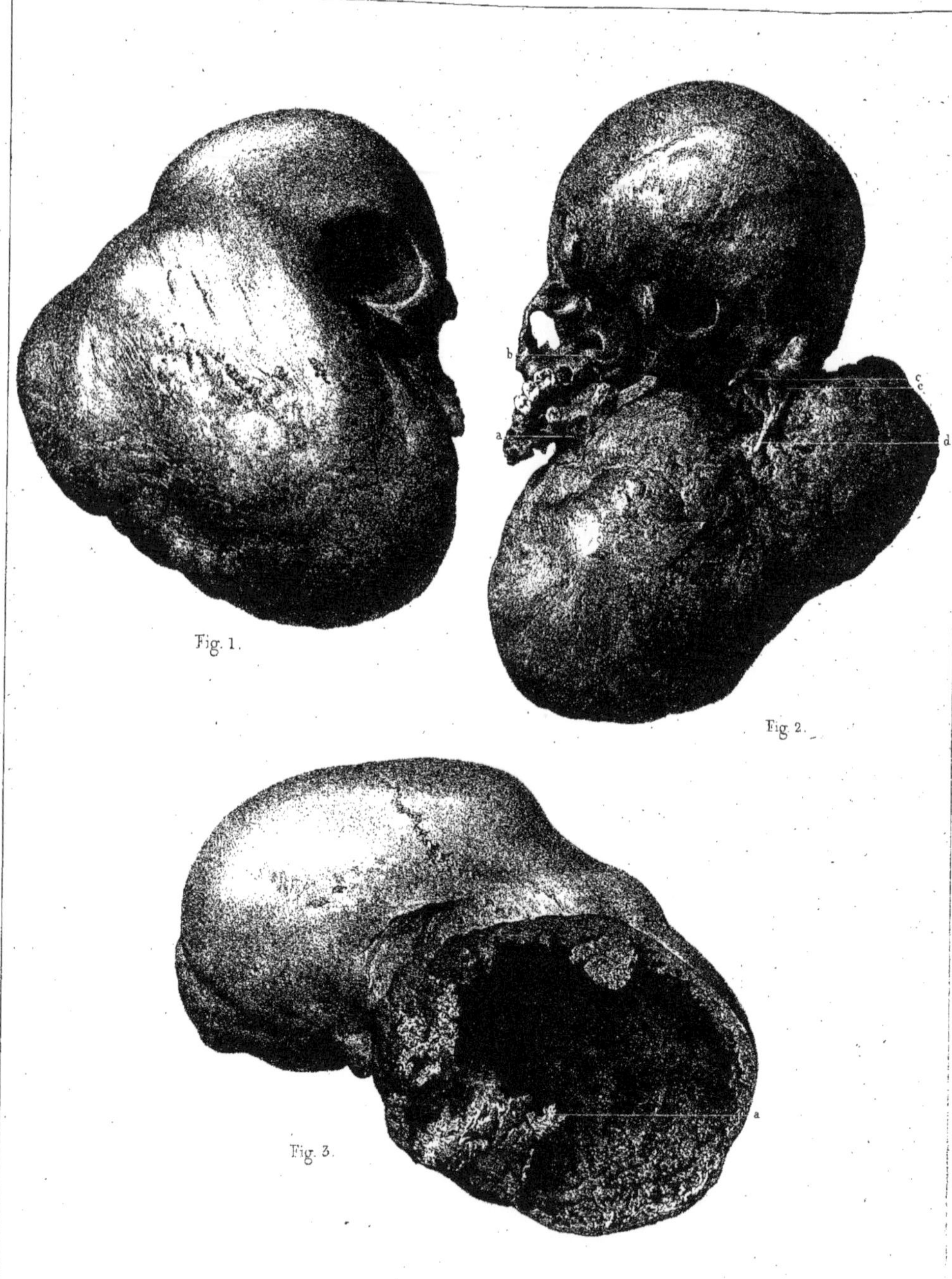

Fig. 1.

Fig. 2.

Fig. 3.

Dessiné d'après nature par Emile Beau.

Imp. lith. de Fourquemin

MUSÉE DUPUYTREN.

Altération du Fémur et du Tibia.

Pl. 11.

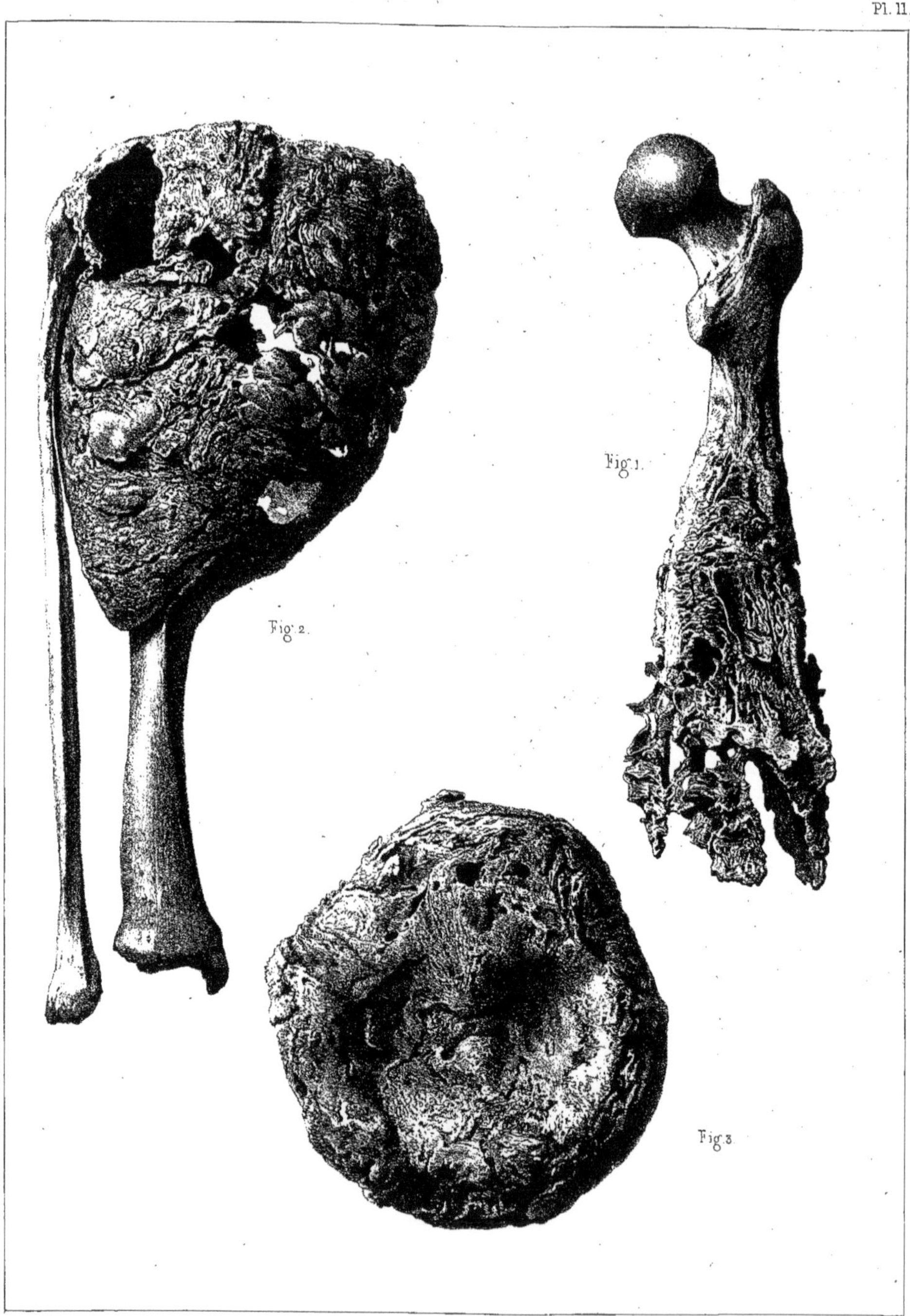

Dessiné d'après nature par E. Beau.

Imp. de Fourquemin.

MUSÉE DUPUYTREN.

Altération des os du Tarse.

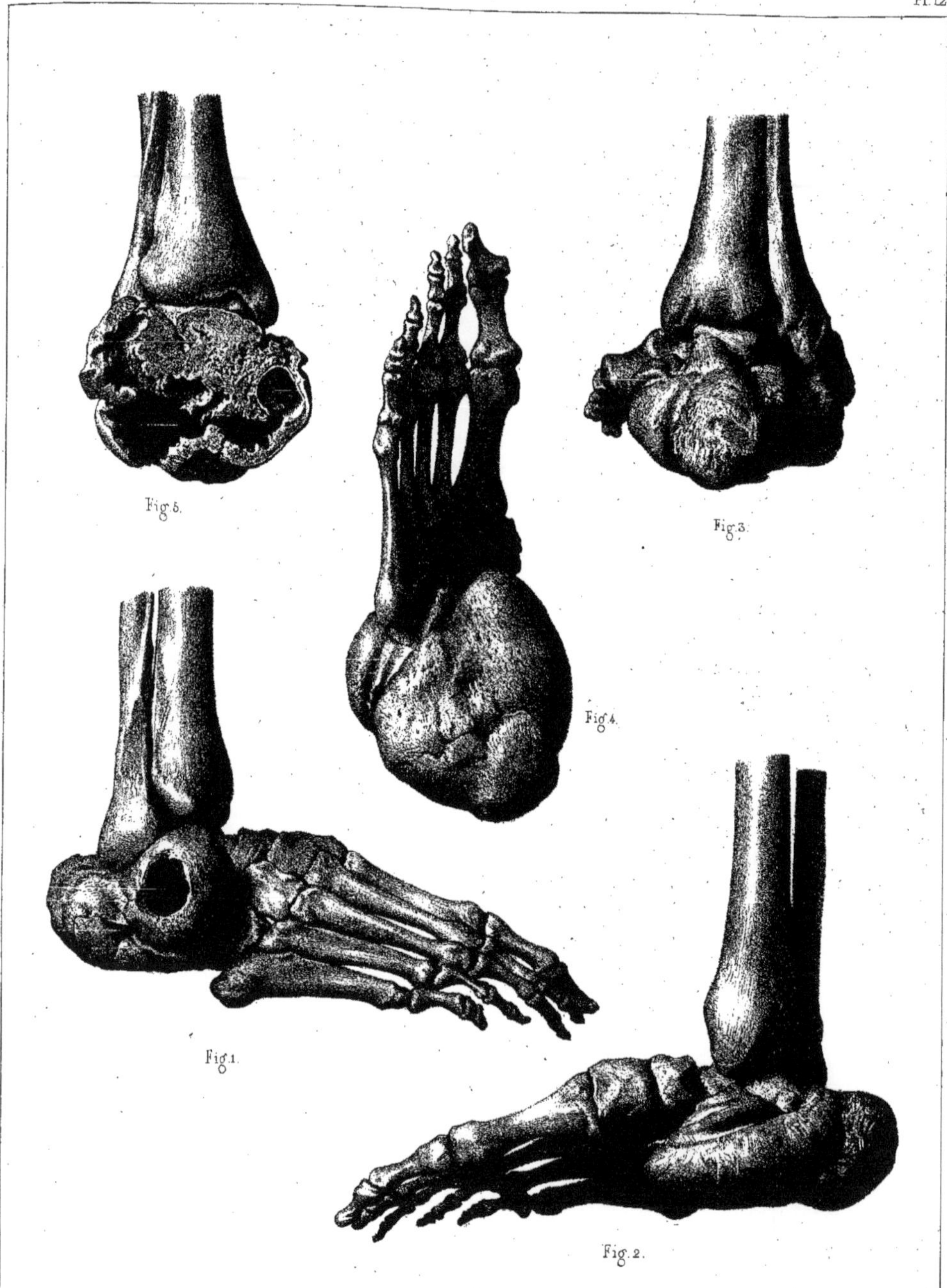

Dessiné d'après nature par E. Beau.

Imp. de Fourquemin.

MUSÉE DUPUYTREN.

Nécrose du Crâne et de la Face.

Pl. 13.

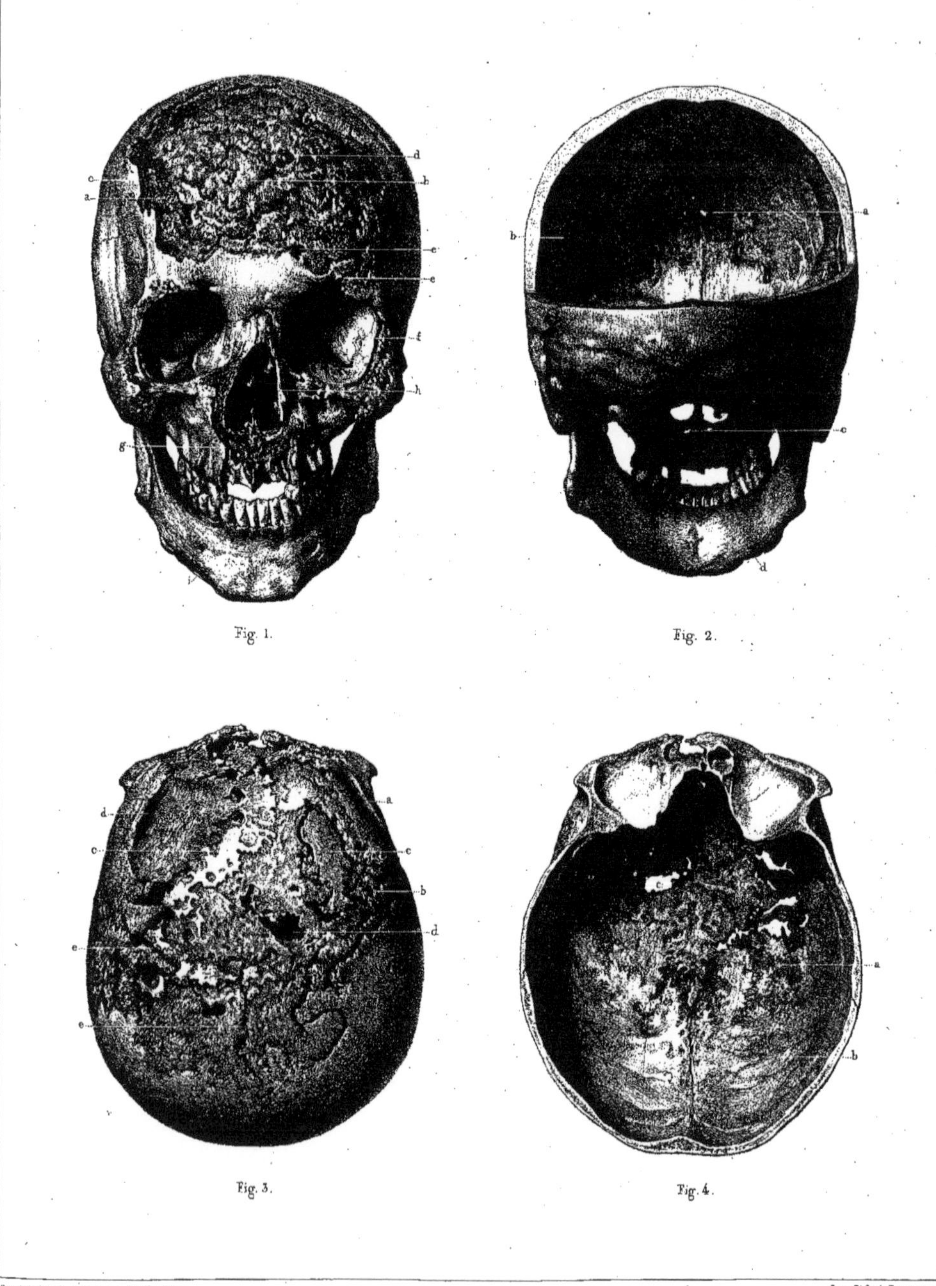

Dessiné d'après nature par Emile Beau

Imp. Lith. de Becquet

MUSÉE DUPUYTREN

Nécroses des os du Membre inférieur.

Pl. 14.

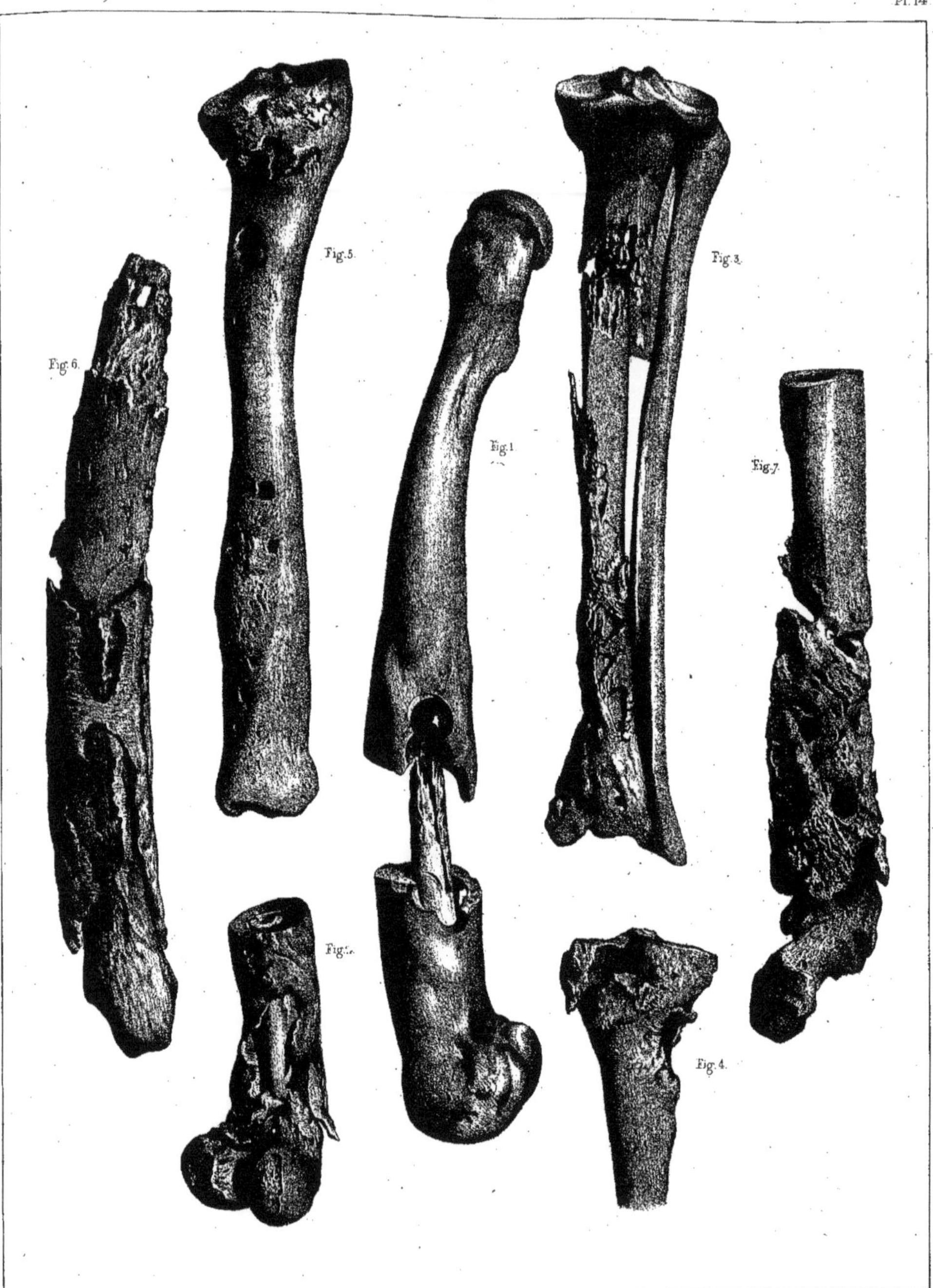

Dessiné d'après nature par Emile Beau.

Lith. d'Arius.

MUSÉE DUPUYTREN.

Exostoses du Crâne.

Pl. 15.

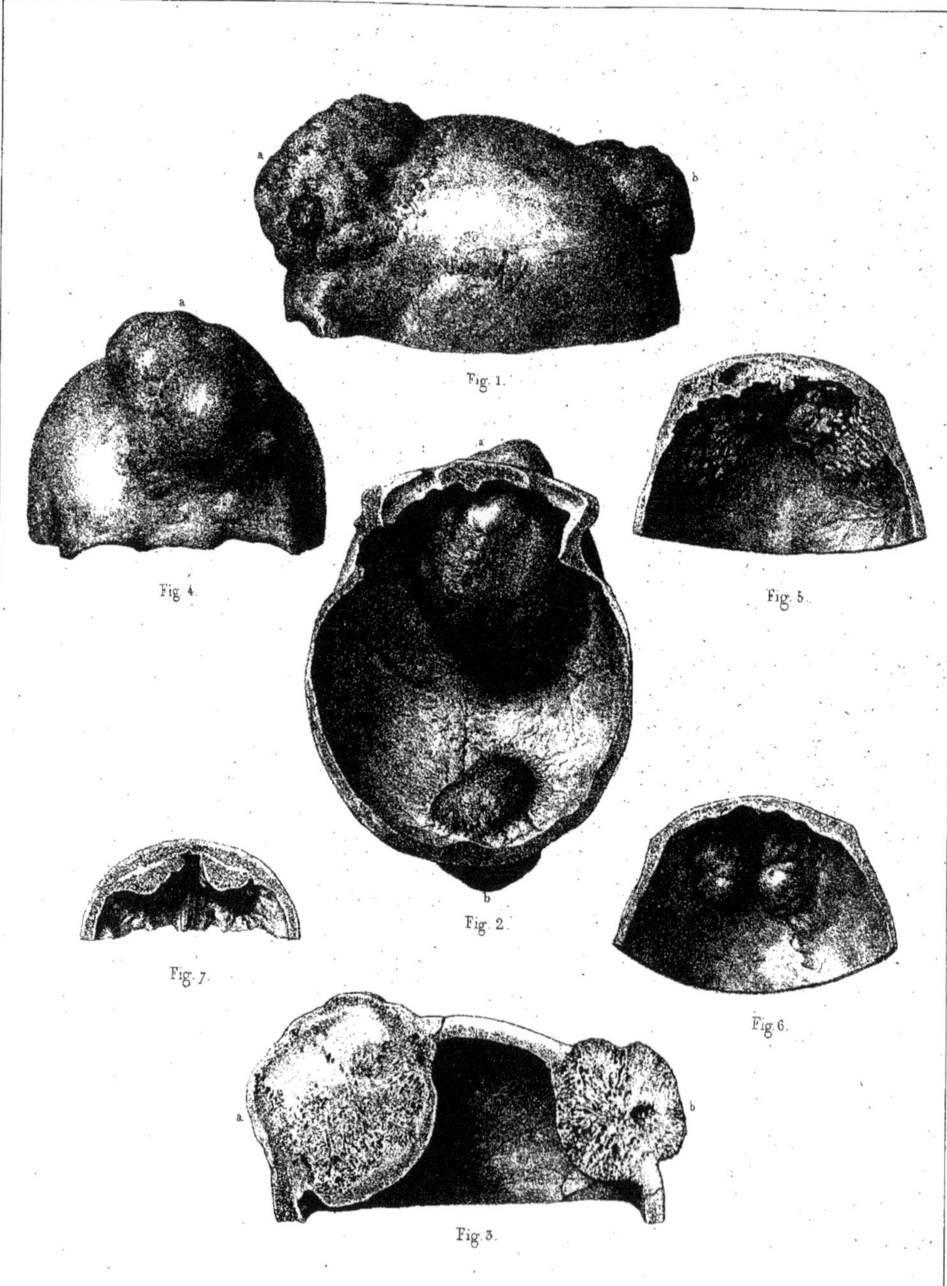

Fig. 1. Fig. 2. Fig. 3. Fig. 4. Fig. 5. Fig. 6. Fig. 7.

Dessiné d'après nature par Emile Beau

Imp. Lith. de Fourquemin.

MUSÉE DUPUYTREN.

Hypertrophie des os du crâne.

Pl. 16.

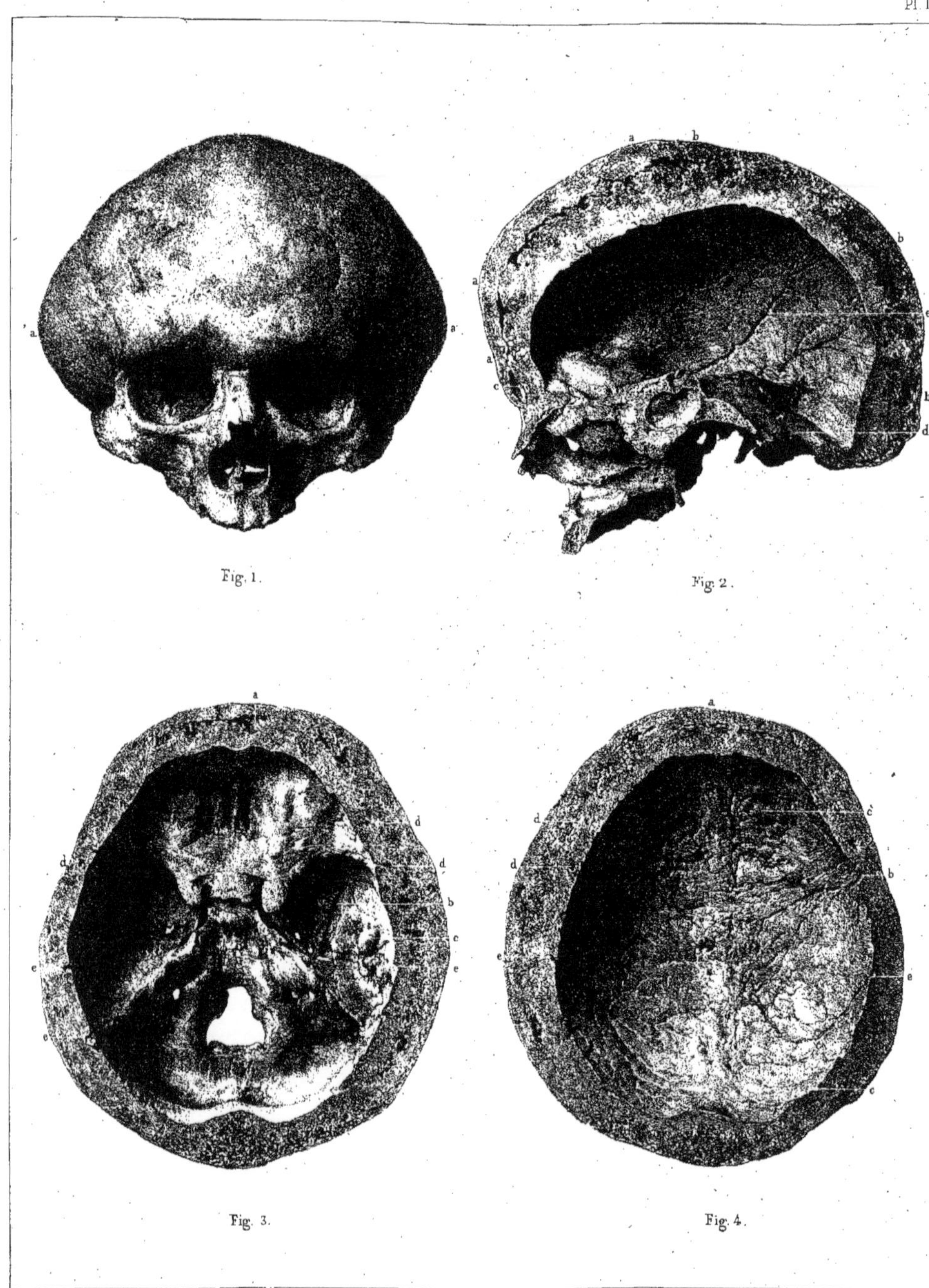

Fig. 1.

Fig. 2.

Fig. 3.

Fig. 4.

Dessiné d'après nature par Emile Beau

Imp. Lith. de Fourquemin, rue du Four S.C. 17.

MUSÉE DUPUYTREN

Altération des Os du Crâne d'un Teigneux

Pl. 17

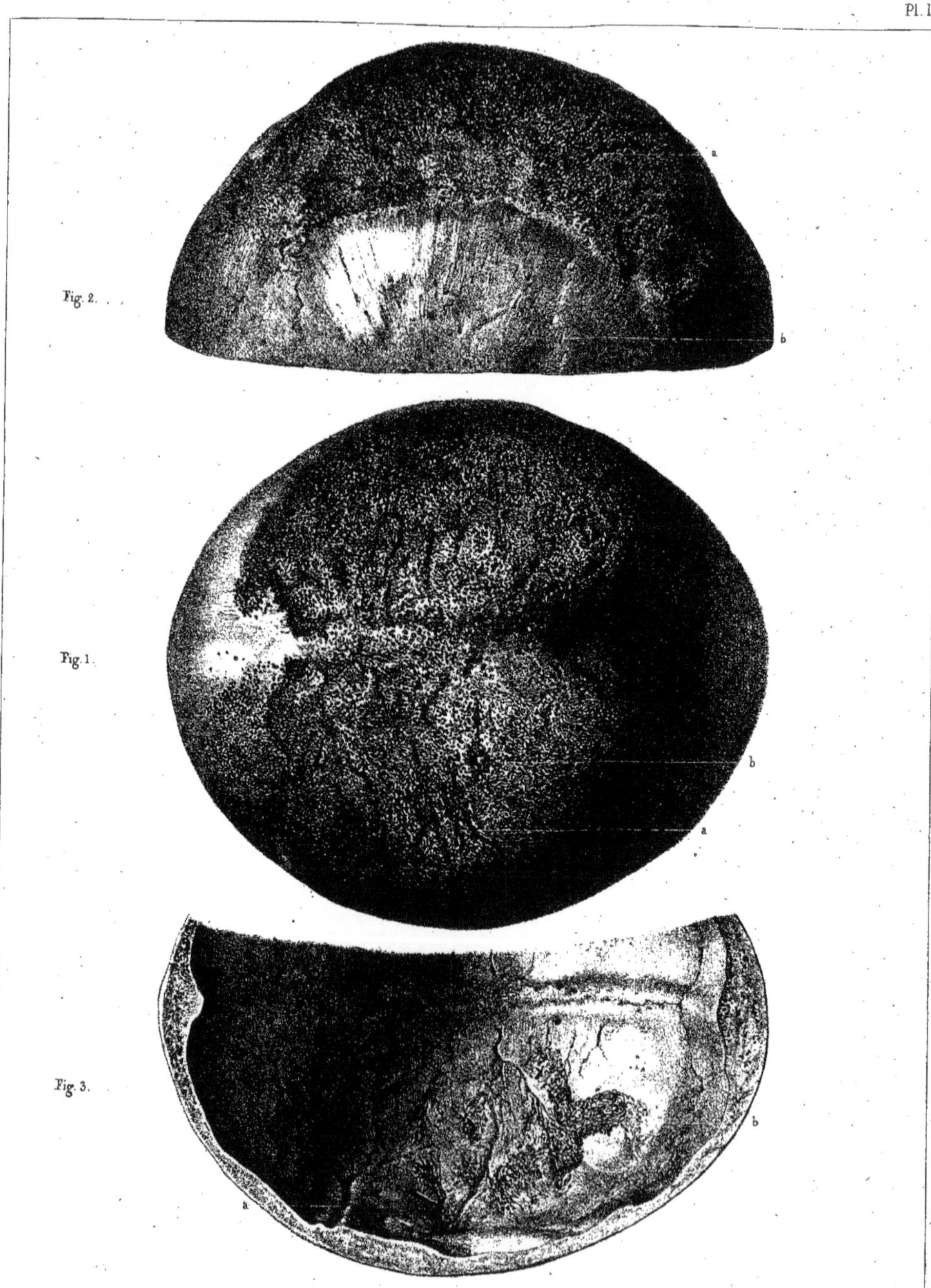

Dessiné d'après nature par Emile Beau.

Imp. Lith. de Fourquemin, rue du Four S.G. 17.

MUSÉE DUPUYTREN.

Exostose de la Face.

Pl. 18.

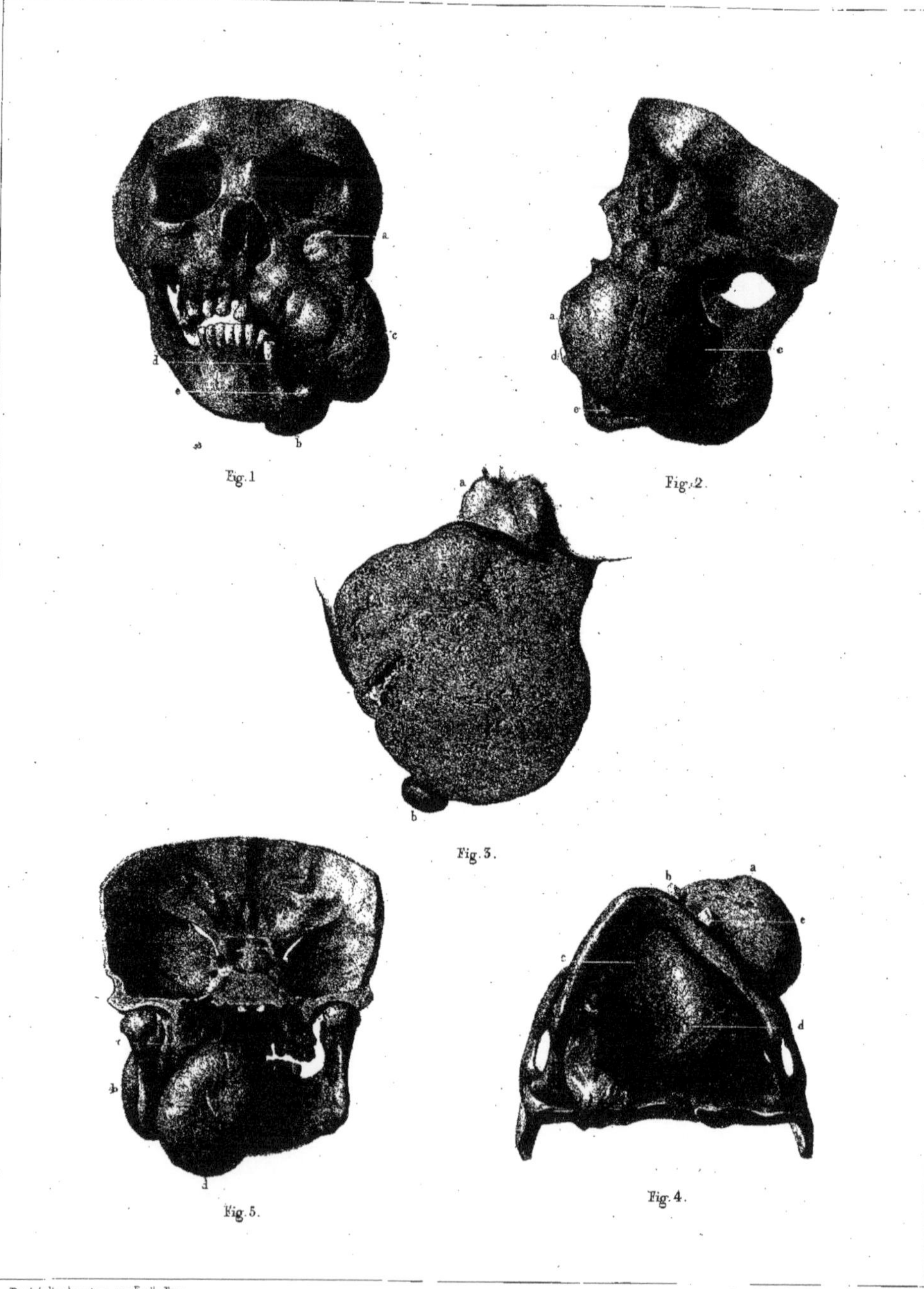

Dessiné d'après nature par Emile Beau.

Imp. Lith. de Fourquemin, rue du Four S.G. 17

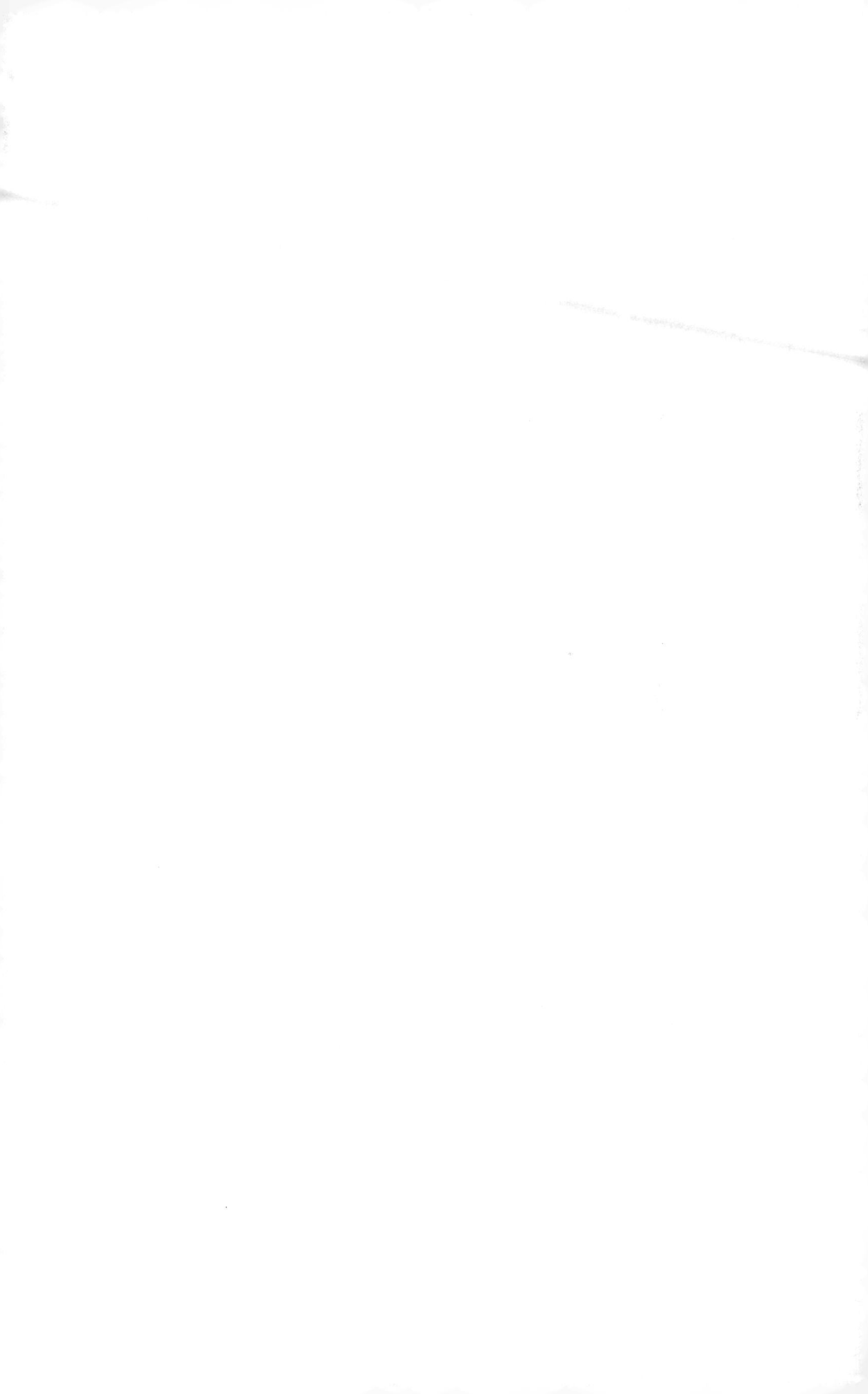

MUSÉE DUPUYTREN

Rachitisme.

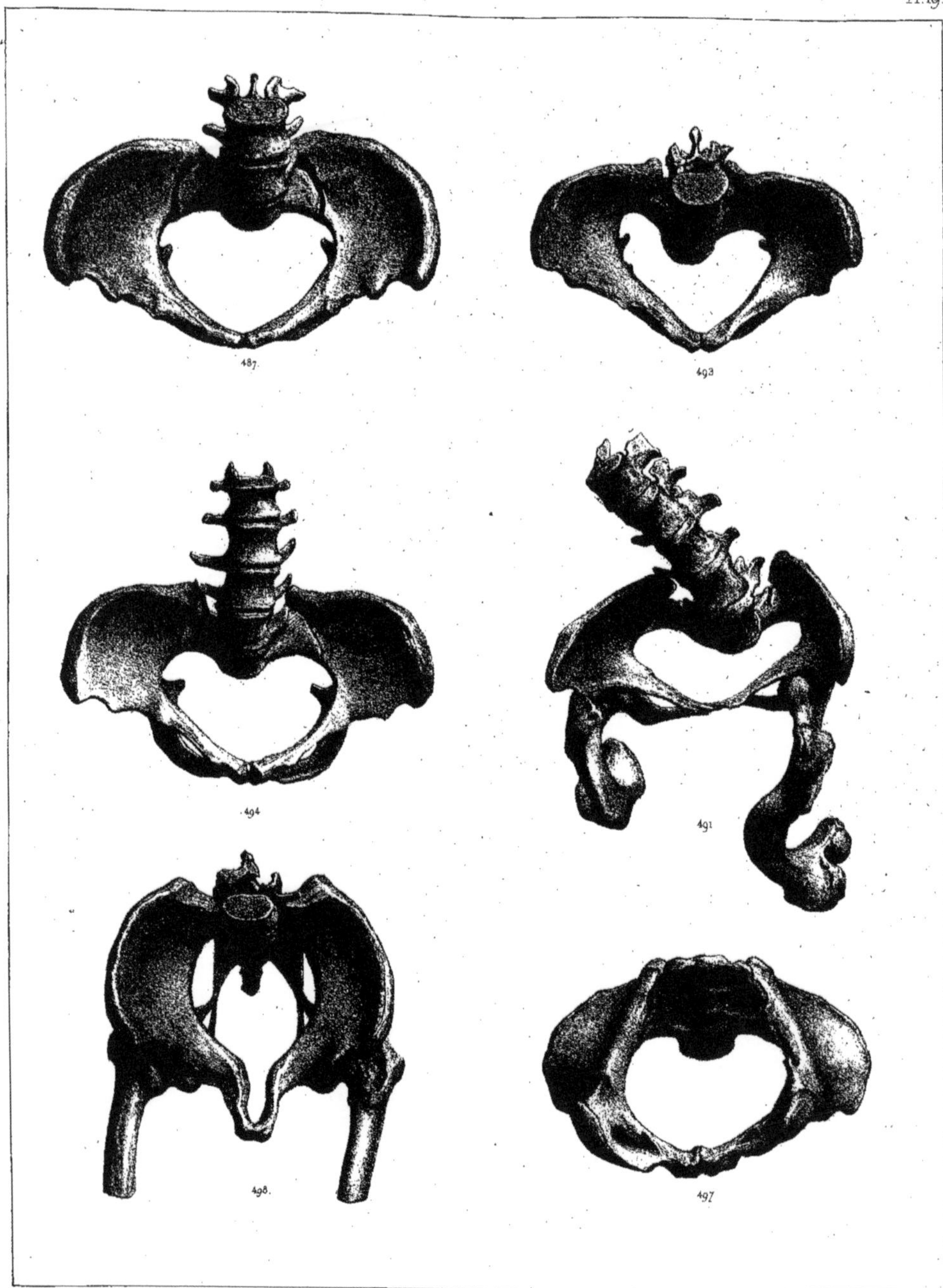

dessiné d'après nature par Emile Beau.

Imp. lith. d'Artus.

MUSÉE DUPUYTREN.

Rachitisme.

Pl. 20.

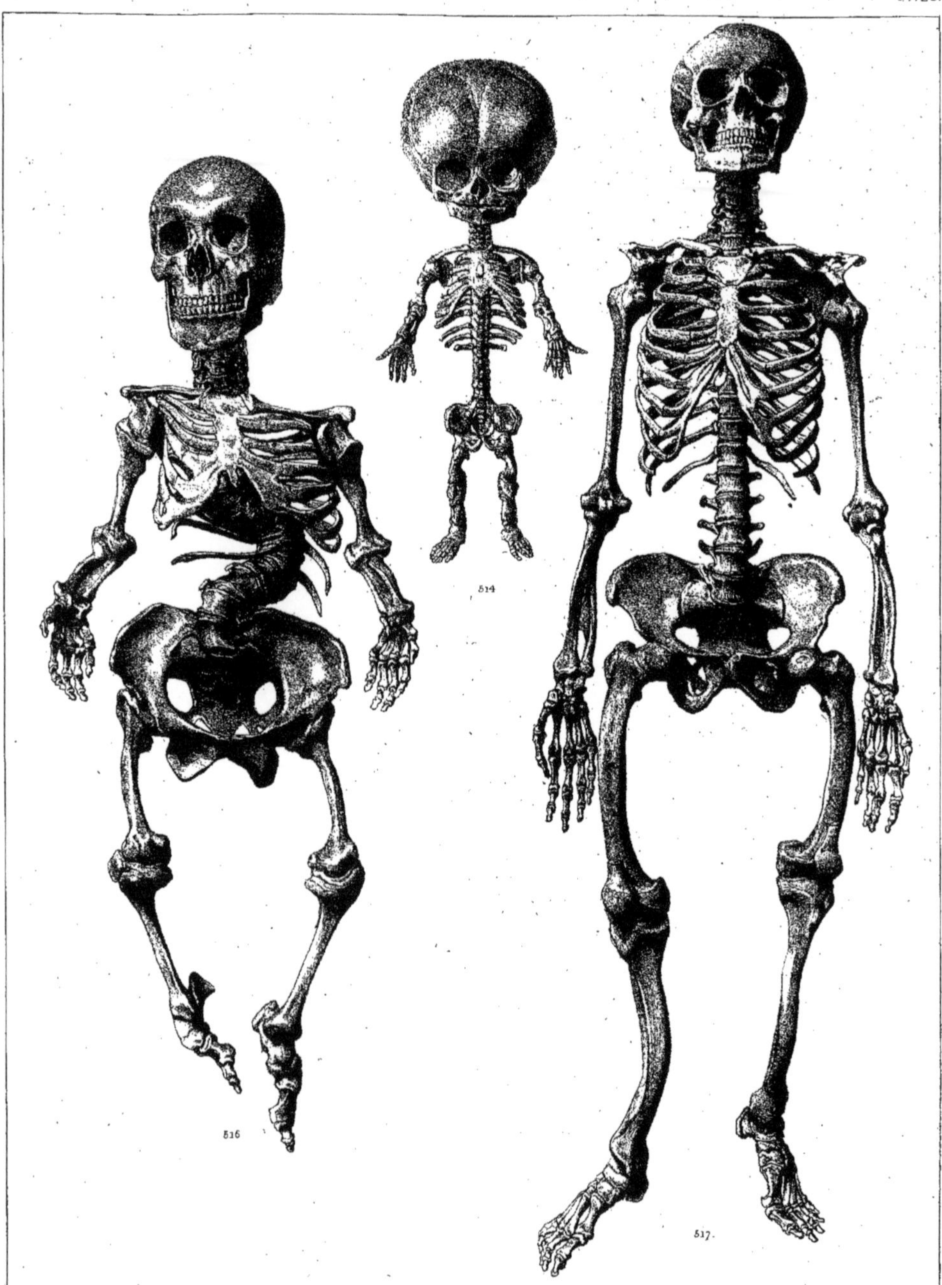

Dessiné d'après nature par Emile Beau.

Imp. d'Artus.

MUSÉE DUPUYTREN

Rachitisme.

Pl. 21.

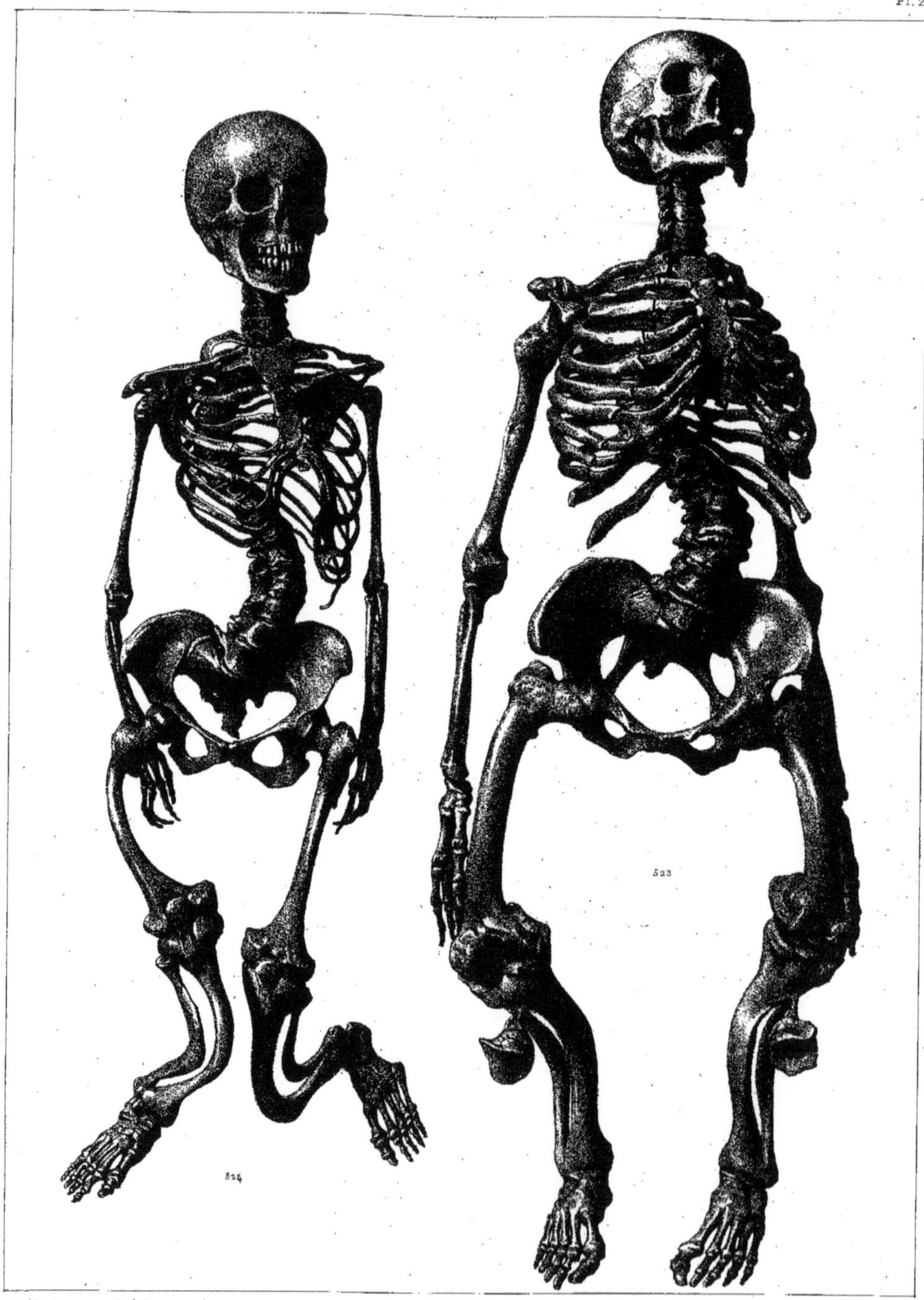

dessiné d'après nature par Emile Beau. Imp. lith. d'Artus.

MUSÉE DUPUYTREN

Déviations de la Colonne Vertébrale

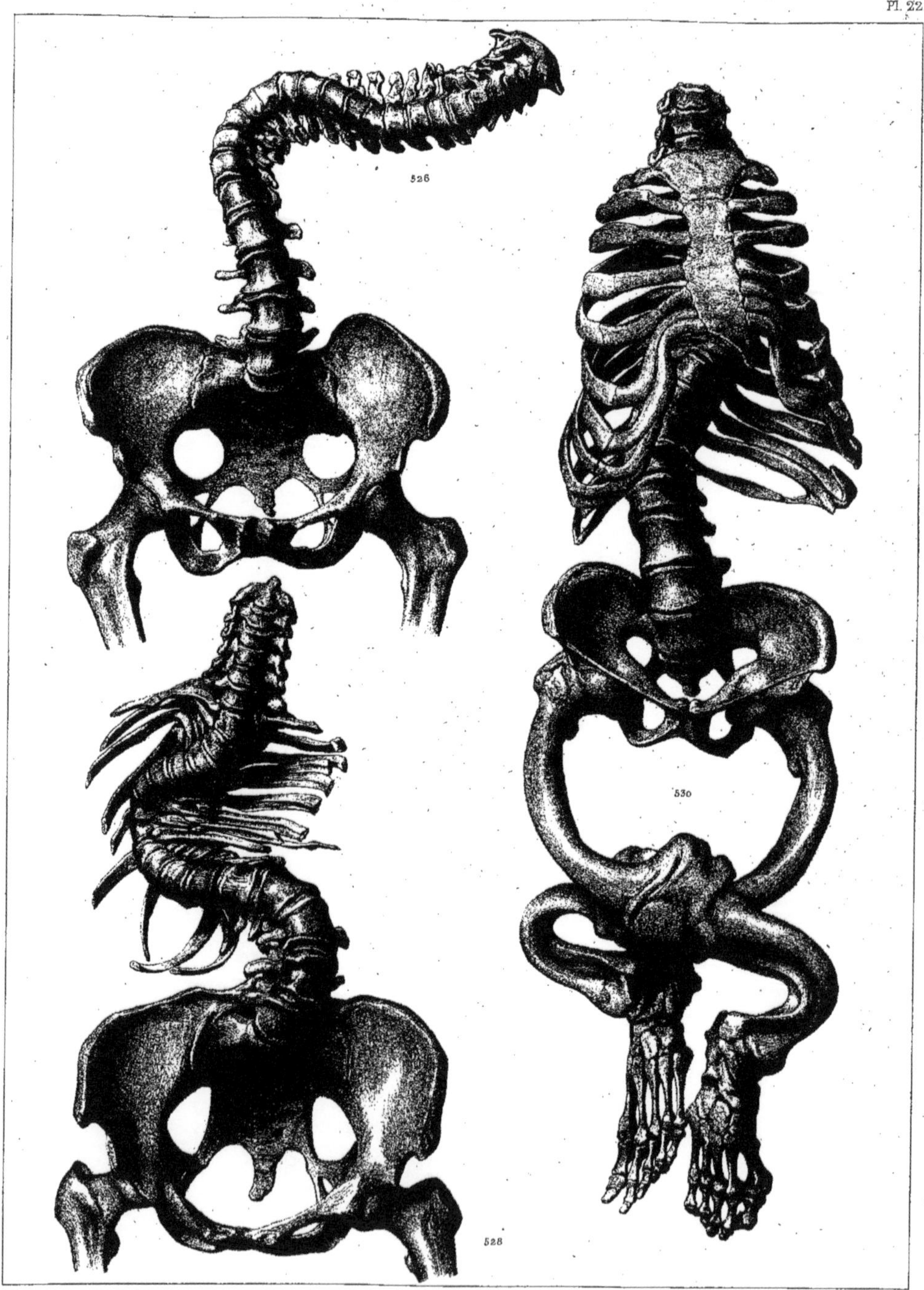

dessiné d'après nature par Emile Beau.

Imp. lith. d'Arthus.

MUSÉE DUPUYTREN

Rachitisme.

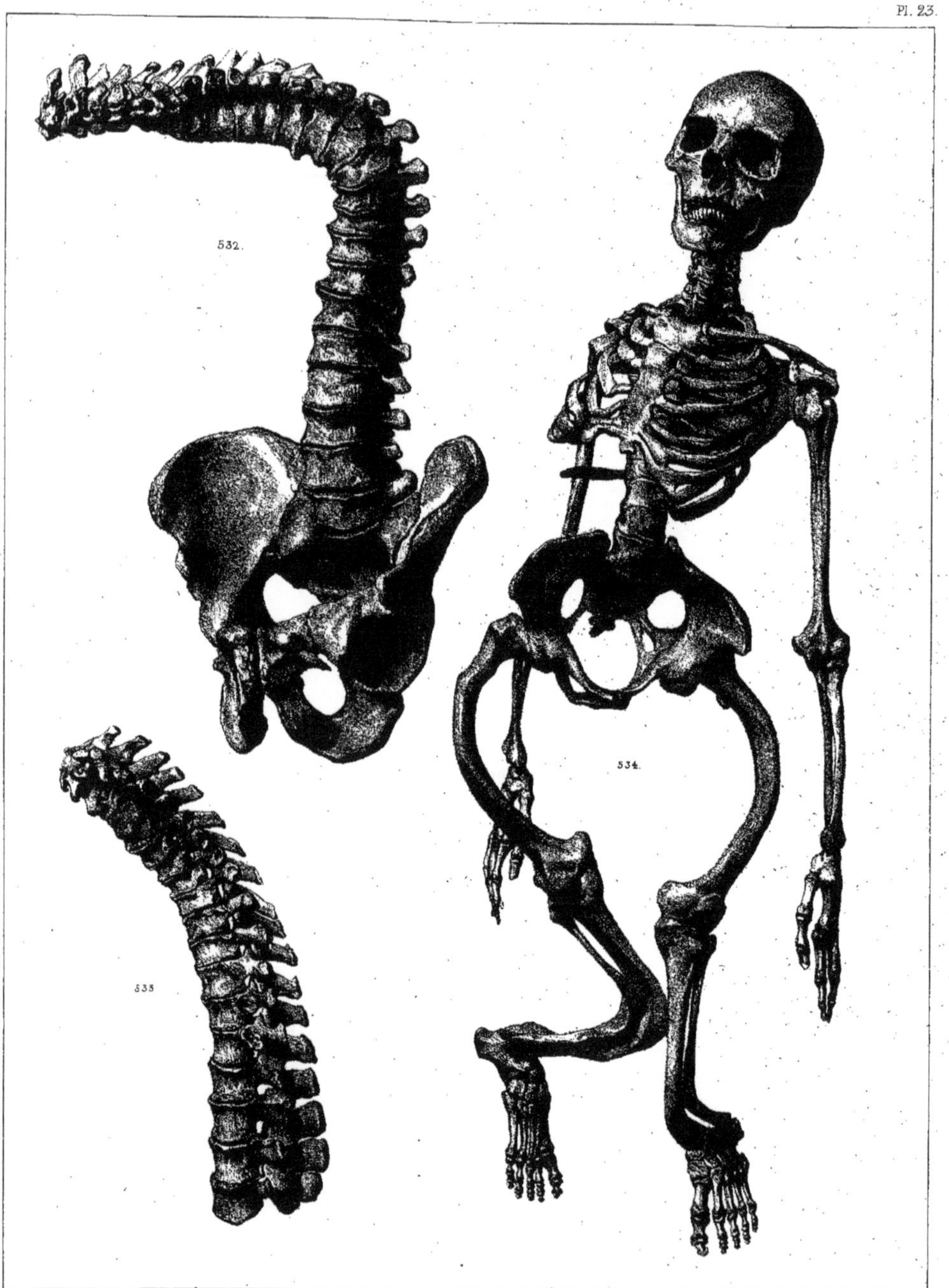

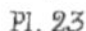

Pl. 23.

532.

534.

533

Dessiné d'aprés nature par Emile Beau.

Lith. d'Artus.

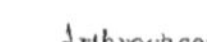

MUSÉE DUPUYTREN.

Arthrocace.

Pl. 24.

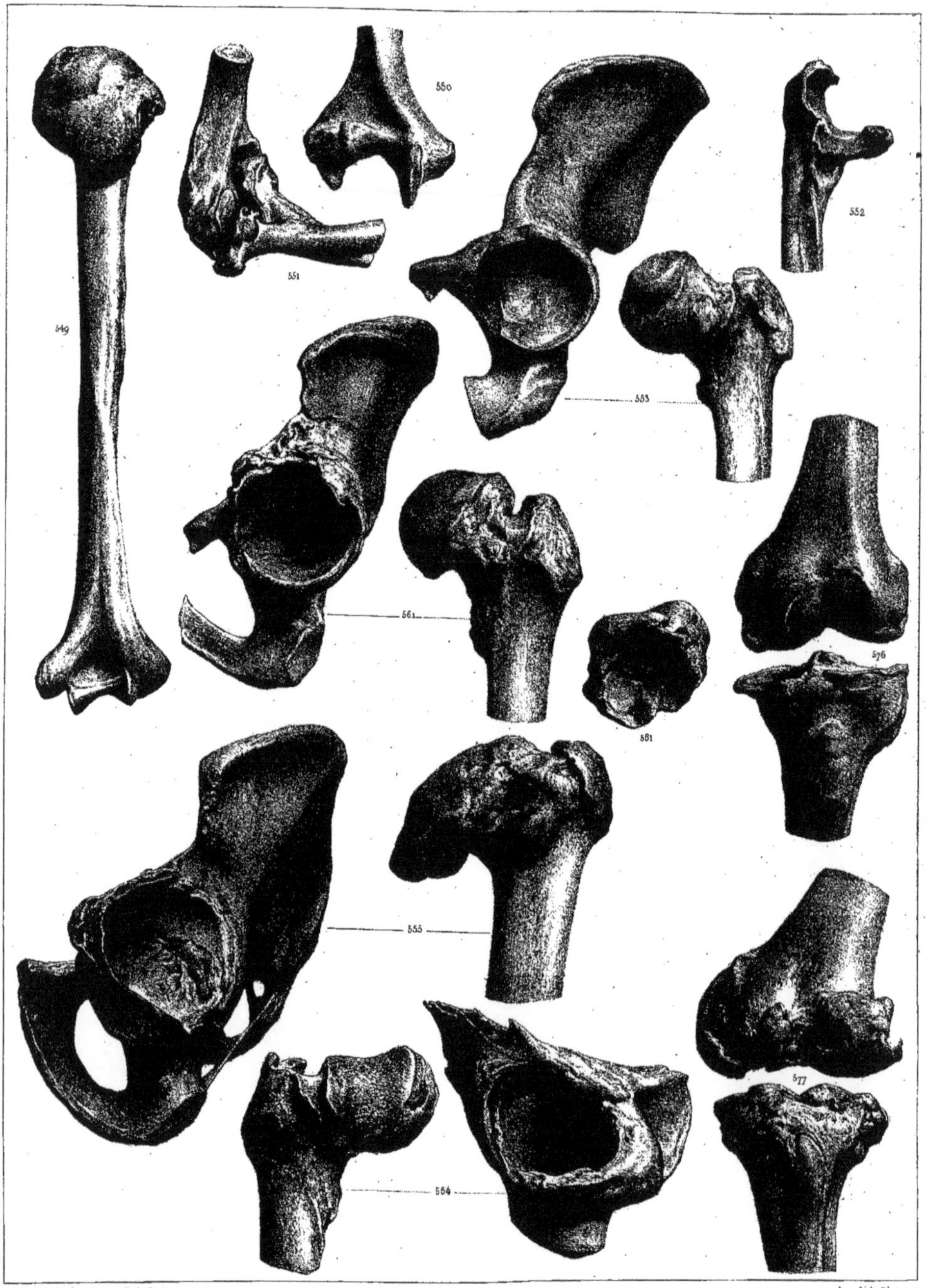

550
551
549
552
553
561
581
576
555
577
564

Dessiné d'après nature par Emile Beau.

Imp. Lith. d'Artus.

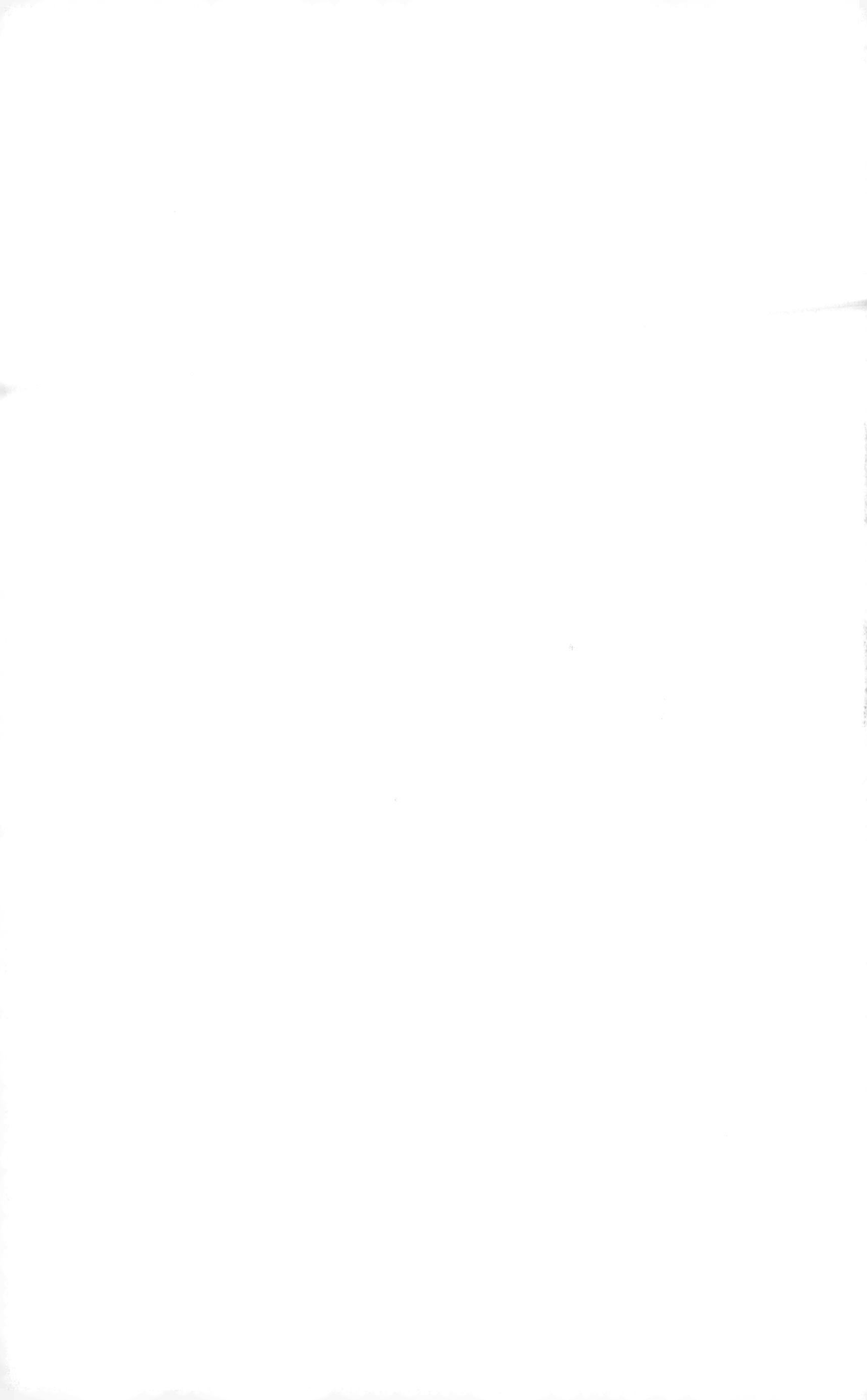

www.ingramcontent.com/pod-product-compliance
Ingram Content Group UK Ltd.
Pitfield, Milton Keynes, MK11 3LW, UK
UKHW012108240726
13965UKWH00004B/1629

9 782012 951631